DOTT. GIOVANNI LABIA

Il Potere dell'Acqua Pura: Salute, Risparmio e Benessere per Tutta la Famiglia

"Guida Pratica alla Depurazione per una Vita Migliore"

Titolo

"Il Potere dell'Acqua Pura: Salute, Risparmio e Benessere per Tutta la Famiglia: Guida Pratica alla Depurazione per una Vita Migliore"

Autore

Dott. Giovanni Labia

Sito web:

www.giovannilabia.net

Editore:

IDeaBook

Introduzione

Cari lettori,

Mi chiamo Giovanni Labia e sono un ingegnere, ma, soprattutto, sono un padre e un marito che tiene profondamente alla salute e al benessere della sua famiglia. Ho scritto questo libro non solo come esperto nel settore della depurazione dell'acqua, ma come un uomo che desidera condividere la sua conoscenza per il bene comune, per sensibilizzare e informare su un tema che mi sta a cuore: l'importanza di avere accesso a un'acqua pulita e sicura.

Nel corso della mia carriera, ho avuto l'opportunità di approfondire la complessità e l'importanza della depurazione dell'acqua. Ho visto con i miei occhi quanto un'acqua di scarsa qualità possa influire negativamente sulla salute e sul benessere delle persone.

Giovanni Labia - Il Potere dell'Acqua Pura: Salute, Risparmio e Benessere per Tutta la Famiglia

Questo libro nasce dalla mia volontà di sensibilizzare voi lettori su quanto sia fondamentale prestare attenzione alla qualità dell'acqua che consumiamo ogni giorno. La mia speranza è che, attraverso queste pagine, possiate comprendere meglio i benefici di un'acqua pura e prendere decisioni consapevoli per migliorare la vostra salute e quella dei vostri cari.

Non scrivo questo libro con l'intento di vendere un prodotto, anche se la mia professione è strettamente legata alla depurazione dell'acqua. Lo faccio perché credo fermamente che l'accesso a un'acqua pulita sia un diritto fondamentale e voglio contribuire a diffondere questa consapevolezza. Vi invito a leggere attentamente e a riflettere su come l'acqua pura possa trasformare la vostra vita, così come ha trasformato la mia.

Giovanni Labia - Il Potere dell'Acqua Pura: Salute, Risparmio e Benessere per Tutta la Famiglia

Viviamo in un'epoca in cui la qualità dell'acqua è minacciata da numerosi fattori, inclusi l'inquinamento e l'uso eccessivo di plastica. Le previsioni per il futuro non sono incoraggianti, con prospettive di ulteriore degrado ambientale e impatti negativi sulla salute. Come padre di famiglia, sono preoccupato per il benessere dei miei figli e per quello delle generazioni future. È nostro dovere prendere misure oggi per garantire un futuro più sano e sostenibile.

L'acqua non è solo un bisogno primario, ma una risorsa preziosa che influisce direttamente sulla nostra salute. Un'acqua di qualità significa una vita di qualità. Proteggere questa risorsa significa proteggere noi stessi e i nostri cari. Questo libro è il mio contributo per aiutare ogni lettore a comprendere il valore inestimabile dell'acqua depurata e a fare scelte che possano migliorare la qualità della vita.

Giovanni Labia - Il Potere dell'Acqua Pura: Salute, Risparmio e Benessere per Tutta la Famiglia

L'acqua è la linfa vitale che scorre attraverso le nostre vite, nutrendo i nostri corpi e le nostre anime. Senza acqua pura, le nostre vite sono impoverite. Ho visto famiglie trasformarsi, persone recuperare la salute e ritrovare il benessere semplicemente migliorando la qualità dell'acqua che consumano. L'acqua depurata non è un lusso, è una necessità. È la differenza tra vivere e vivere bene.

Immaginate di bere un'acqua che non solo disseta, ma che anche protegge il vostro corpo, migliora la vostra digestione, supporta il sistema immunitario e dona alla vostra pelle e ai vostri capelli una nuova luminosità. Un'acqua che esalta il sapore dei cibi, rendendo ogni pasto un'esperienza più piacevole. Questo è ciò che può fare l'acqua depurata.

Oltre ai benefici diretti sulla salute, consideriamo anche l'aspetto economico. Sì, l'installazione di un sistema di depurazione ha un costo iniziale, ma pensate ai benefici a lungo termine: meno spese mediche, meno riparazioni degli elettrodomestici, e un notevole risparmio sull'acquisto di acqua imbottigliata. In pochi anni, l'investimento si ripaga da solo, portando a un risparmio significativo e continuo.

E poi c'è il nostro pianeta. Ogni bottiglia di plastica in meno significa meno inquinamento, meno rifiuti nelle discariche e negli oceani. Significa fare una scelta consapevole e responsabile per un futuro più sostenibile. Ridurre l'uso di plastica è un atto d'amore verso la Terra e verso le generazioni future.

Ma oltre ai numeri e ai fatti, vorrei che rifletteste sul valore della salute e del benessere. L'acqua pulita è un diritto fondamentale, qualcosa che dovremmo poter garantire a noi stessi e ai nostri cari. Bere acqua depurata significa fare una scelta per la vita, per una vita migliore, più sana e più felice. Le testimonianze di famiglie che hanno adottato un depuratore evidenziano come questa scelta abbia migliorato la loro vita sotto molti aspetti.

Ad esempio, la famiglia Rossi, dopo aver installato un sistema di osmosi inversa, ha notato una drastica riduzione dei problemi di salute legati all'acqua, come infezioni intestinali e irritazioni cutanee. Inoltre, hanno risparmiato notevolmente sui costi delle visite mediche e dei farmaci, dimostrando che un piccolo investimento iniziale può portare a grandi benefici economici e di salute nel lungo termine.

Un'altra famiglia, i Bianchi, ha scelto di adottare un sistema di depurazione per migliorare la qualità dell'acqua di pozzo nella loro abitazione rurale. Dopo l'installazione del depuratore, hanno visto un miglioramento significativo nella salute dei loro bambini, che soffrivano frequentemente di disturbi gastrointestinali.

Giovanni Labia - Il Potere dell'Acqua Pura: Salute, Risparmio e Benessere per Tutta la Famiglia

Inoltre, hanno risparmiato sui costi dell'acqua imbottigliata, riducendo anche il loro impatto ambientale. I Bianchi hanno riportato che l'acqua depurata ha migliorato non solo la loro salute, ma anche il gusto dei cibi e delle bevande, rendendo l'intera esperienza culinaria più piacevole.

Questi esempi dimostrano come un depuratore possa trasformare la vita quotidiana, offrendo benefici tangibili e duraturi. L'acqua pulita non è solo una questione di comfort, ma una necessità per il benessere fisico e mentale. Investire in un sistema di depurazione domestica significa prendersi cura della propria salute e di quella dei propri cari, assicurando che ogni goccia d'acqua consumata sia sicura e benefica.

Vi invito a unirvi a me in questa missione per un'acqua più pura e una vita più sana. La vostra salute e quella dei vostri cari meritano la massima attenzione.

Riflettete sull'importanza dell'acqua, consideratene la qualità e prendete decisioni che possano garantire un futuro migliore.

Grazie per aver intrapreso questo viaggio con me. Insieme, possiamo fare la differenza.

Con gratitudine e speranza,

Giovanni Labia

Disclaimer

Cari Lettori,

Prima di iniziare il nostro viaggio alla scoperta dell'importanza dell'acqua pulita e dei benefici dei sistemi di depurazione domestica, ritengo essenziale fare alcune precisazioni.

Questo libro è stato scritto con l'obiettivo di fornire informazioni e consigli utili sulla qualità dell'acqua e sui sistemi di depurazione domestica. Le informazioni contenute in queste pagine sono frutto di anni di esperienza e di ricerca nel settore della depurazione dell'acqua.

Tuttavia, è importante sottolineare che ogni situazione è unica e le esigenze di ciascuna famiglia possono variare significativamente.

Giovanni Labia - Il Potere dell'Acqua Pura: Salute, Risparmio e Benessere per Tutta la Famiglia

Le informazioni presentate in questo libro non intendono sostituire il parere medico professionale, le diagnosi o i trattamenti. Se avete preoccupazioni specifiche riguardo alla vostra salute o alla qualità dell'acqua nella vostra zona, vi incoraggio a consultare un medico, un esperto di salute pubblica o un tecnico specializzato nella depurazione dell'acqua.

Ogni individuo e ogni famiglia hanno esigenze particolari e solo un professionista qualificato può fornire consulenze personalizzate basate su un'analisi dettagliata della vostra situazione.

Inoltre, i sistemi di depurazione dell'acqua descritti in questo libro variano in termini di tecnologia, costi e manutenzione. È fondamentale effettuare una valutazione accurata delle proprie esigenze e delle caratteristiche specifiche dell'acqua nella propria abitazione prima di decidere quale sistema adottare. Consiglio vivamente di effettuare test dell'acqua e di consultare esperti del settore per determinare il sistema di depurazione più adatto alle vostre necessità.

Le testimonianze e gli esempi forniti nel libro sono reali e sono stati condivisi per illustrare i benefici che molte persone hanno riscontrato adottando un sistema di depurazione domestica. Tuttavia, i risultati possono variare e non tutti possono aspettarsi gli stessi benefici.

È importante avere aspettative realistiche e comprendere che l'efficacia di un sistema di depurazione dipende da vari fattori, inclusi la qualità iniziale dell'acqua, la corretta installazione e la manutenzione regolare del sistema.

Infine, mentre ho fatto del mio meglio per garantire l'accuratezza delle informazioni presentate in questo libro, il campo della depurazione dell'acqua è in continua evoluzione. Nuove tecnologie e scoperte scientifiche possono emergere, migliorando ulteriormente le soluzioni disponibili. Vi incoraggio a rimanere aggiornati sulle ultime novità e a continuare a informarsi per fare scelte consapevoli e aggiornate.

Grazie per la vostra attenzione e per la fiducia che riponete in questo libro. Spero che le informazioni e i consigli qui presentati vi siano utili nel migliorare la qualità della vostra acqua e, di conseguenza, la vostra salute e il vostro benessere. Buona lettura e buon viaggio verso un'acqua più pura e una vita più sana.

Con gratitudine,
Giovanni Labia

Capitolo 1: Comprendere l'Acqua che Beviamo

L'acqua è una risorsa essenziale e preziosa per la nostra vita quotidiana. Non solo costituisce circa il 75% del nostro corpo, ma è anche fondamentale per tutti i processi vitali che avvengono dentro di noi.

Ogni cellula, tessuto e organo del nostro corpo dipende dall'acqua per funzionare correttamente. La rigenerazione cellulare, che è un processo continuo, avviene grazie all'acqua. Questa non solo ci idrata, ma è anche necessaria per depurarci, eliminando le tossine e i rifiuti che il nostro corpo produce ogni giorno.

Tuttavia, non tutta l'acqua che consumiamo è uguale. La qualità dell'acqua che beviamo può variare significativamente a seconda della sua fonte e del trattamento che subisce.

Per garantire la nostra salute e il nostro benessere, è fondamentale comprendere le differenze tra i vari tipi di acqua disponibili: naturale, minerale in bottiglia e depurata, e i metodi per valutare la loro purezza, come la conducibilità elettrica e la Tabella di Vincet.

L'acqua naturale, proveniente da sorgenti sotterranee, è generalmente considerata pura e ricca di minerali essenziali. Questo tipo di acqua è il risultato di un processo naturale in cui l'acqua piovana penetra nel suolo, viene filtrata attraverso strati di rocce e sabbia, e infine emerge come sorgente.

Tuttavia, la qualità dell'acqua naturale può variare notevolmente a seconda della zona di origine e dei potenziali inquinanti presenti nel terreno. Anche se può sembrare pura, l'acqua naturale non trattata può contenere impurità, microrganismi e sostanze chimiche che rappresentano un rischio per la salute.

L'acqua minerale in bottiglia è spesso commercializzata come un prodotto superiore grazie alla sua origine controllata e alla sua ricchezza in minerali.

Tuttavia, questa percezione positiva può essere ingannevole. Le bottiglie di plastica utilizzate per il confezionamento rilasciano microplastiche e altre sostanze chimiche, come il PET, che possono contaminare l'acqua.

Inoltre, i costi ambientali associati alla produzione, al trasporto e allo smaltimento delle bottiglie di plastica sono enormi. Nonostante la comodità offerta dalle bottiglie d'acqua, è essenziale considerare gli impatti negativi sull'ambiente e sulla nostra salute.

Giovanni Labia - Il Potere dell'Acqua Pura: Salute, Risparmio e Benessere per Tutta la Famiglia

Le bottiglie di plastica non solo contribuiscono all'inquinamento, ma possono anche influenzare la qualità dell'acqua stessa, rendendola meno sicura per il consumo.

L'acqua depurata rappresenta una soluzione eccellente per garantire la qualità e la sicurezza dell'acqua che consumiamo. Attraverso processi di filtrazione avanzati, l'acqua depurata viene liberata da impurità, contaminanti chimici e microrganismi.

Le tecniche di depurazione più comuni includono filtri a carbone attivo, resine a scambio ionico e, soprattutto, osmosi inversa. Questi metodi assicurano che l'acqua sia sicura per il consumo umano, eliminando sostanze nocive e migliorando significativamente la qualità dell'acqua. L'osmosi inversa, in particolare, è una tecnologia rivoluzionaria che utilizza una membrana semipermeabile per rimuovere particelle, sali disciolti, batteri e virus dall'acqua, rendendola estremamente pura.

Un aspetto fondamentale per valutare la qualità dell'acqua è la conducibilità elettrica, che misura la capacità dell'acqua di condurre elettricità, determinata dalla presenza di ioni disciolti come sali, minerali e metalli. La conducibilità elettrica è strettamente correlata alla purezza dell'acqua.

La Tabella di Vincet, sviluppata dal Dr. Marco Vincet, idrologo di fama internazionale, è uno strumento prezioso per valutare l'effetto depurativo dell'acqua in base alla sua conducibilità elettrica.

Questa tabella permette di misurare la purezza dell'acqua attraverso il livello di ioni disciolti, indicato in microsiemens per centimetro (μS/cm). La Tabella di Vincet classifica l'acqua in diverse fasce di conducibilità, indicando il grado di purezza e il potenziale effetto benefico per la salute.

Giovanni Labia - Il Potere dell'Acqua Pura: Salute, Risparmio e Benessere per Tutta la Famiglia

Un'acqua con bassa conducibilità elettrica è generalmente più pura e priva di contaminanti.

La rimozione di ioni disciolti attraverso processi di depurazione, come l'osmosi inversa, migliora significativamente la qualità dell'acqua, rendendola ideale per il consumo quotidiano.

Consumare acqua depurata riduce l'ingestione di contaminanti che possono causare problemi di salute a lungo termine. Bere acqua pura favorisce l'idratazione della pelle, riducendo secchezza e irritazioni, e facilita la digestione e l'assorbimento dei nutrienti, migliorando la salute intestinale.

Inoltre, supporta la funzionalità renale, aiutando il corpo a eliminare tossine e rifiuti in modo più efficiente, riducendo il rischio di calcoli renali e altre patologie legate ai reni.

Giovanni Labia - Il Potere dell'Acqua Pura: Salute, Risparmio e Benessere per Tutta la Famiglia

Numerose testimonianze di famiglie che hanno adottato sistemi di depurazione evidenziano miglioramenti nella salute e nel benessere quotidiano.

Ad esempio, una famiglia che ha installato un sistema di osmosi inversa ha riportato una riduzione significativa dei problemi digestivi e una pelle più luminosa e sana. Questi benefici sono supportati da studi scientifici e opinioni di esperti, che concordano sull'importanza di bere acqua pura per prevenire malattie e promuovere una salute ottimale.

Le bottiglie d'acqua, pur essendo una soluzione comoda, presentano diversi problemi. Le bottiglie di plastica rilasciano microplastiche e altre sostanze chimiche nell'acqua, che possono avere effetti negativi sulla salute. Inoltre, il trasporto e lo smaltimento delle bottiglie di plastica contribuiscono all'inquinamento ambientale.

Giovanni Labia - Il Potere dell'Acqua Pura: Salute, Risparmio e Benessere per Tutta la Famiglia

Le microplastiche, in particolare, rappresentano una minaccia crescente per la salute umana e l'ecosistema. Studi recenti hanno dimostrato che le microplastiche possono entrare nella catena alimentare e accumularsi nel corpo umano, causando potenziali problemi di salute a lungo termine. Ridurre il consumo di acqua in bottiglia e passare a sistemi di depurazione domestica può contribuire significativamente a ridurre l'impatto ambientale e migliorare la nostra salute.

Il cloro, utilizzato comunemente per disinfettare l'acqua del rubinetto, è un altro problema. Sebbene il cloro sia efficace nel distruggere batteri e virus, può reagire con la materia organica presente nell'acqua formando sottoprodotti di disinfezione, come i trialometani, che sono potenzialmente cancerogeni. Inoltre, il cloro può alterare il gusto e l'odore dell'acqua, rendendola meno piacevole da bere.

Giovanni Labia - Il Potere dell'Acqua Pura: Salute, Risparmio e Benessere per Tutta la Famiglia

Studi hanno dimostrato che l'esposizione prolungata al cloro e ai suoi sottoprodotti può avere effetti negativi sulla salute, aumentando il rischio di sviluppare malattie croniche.

L'uso di sistemi di depurazione domestica, come i filtri a carbone attivo e l'osmosi inversa, può rimuovere il cloro e i suoi sottoprodotti dall'acqua, migliorandone la qualità e la sicurezza.

L'acqua depurata non è solo benefica per la salute, ma anche per l'ambiente. Ridurre il consumo di acqua in bottiglia significa ridurre la produzione di plastica e le emissioni di CO2 associate al trasporto delle bottiglie. Inoltre, l'uso di sistemi di depurazione domestica può contribuire a ridurre l'inquinamento ambientale causato dai rifiuti plastici.

Ogni anno, miliardi di bottiglie di plastica finiscono nelle discariche o negli oceani, causando danni irreparabili agli ecosistemi marini. Adottare pratiche sostenibili, come l'uso di acqua depurata, è un passo importante verso la protezione del nostro pianeta.

Il risparmio economico è un altro vantaggio significativo dell'uso di acqua depurata. Il costo delle bottiglie d'acqua può accumularsi rapidamente, soprattutto per le famiglie numerose. Un sistema di depurazione domestica, sebbene richieda un investimento iniziale, può portare a risparmi significativi nel lungo periodo.

Ad esempio, una famiglia di tre persone che beve due litri di acqua al giorno può risparmiare oltre 400 euro all'anno passando dall'acqua in bottiglia all'acqua depurata. Inoltre, l'acqua depurata può essere utilizzata anche per cucinare, migliorando il gusto degli alimenti e riducendo la necessità di acquistare costose bevande imbottigliate.

Giovanni Labia - Il Potere dell'Acqua Pura: Salute, Risparmio e Benessere per Tutta la Famiglia

In conclusione, comprendere la qualità dell'acqua che beviamo è essenziale per il nostro benessere e la nostra salute a lungo termine.

La Tabella di Vincet e la conducibilità elettrica offrono strumenti preziosi per valutare l'effetto depurativo dell'acqua, mentre le tecnologie moderne, come l'osmosi inversa, ci permettono di ottenere un'acqua di altissima qualità direttamente a casa nostra. Bere acqua pura non solo migliora la nostra salute, ma contribuisce anche a un ambiente più sostenibile, riducendo l'uso di bottiglie di plastica e i relativi impatti negativi.

Adottare sistemi di depurazione domestica è un investimento nella nostra salute, nel nostro benessere e nel futuro del nostro pianeta.

Giovanni Labia - Il Potere dell'Acqua Pura: Salute, Risparmio e Benessere per Tutta la Famiglia

Nel prossimo capitolo esploreremo i problemi e i rischi associati all'acqua in bottiglia, fornendo ulteriori motivi per considerare l'adozione di sistemi di depurazione domestica.

Scopriremo come le bottiglie di plastica influenzano la qualità dell'acqua, i costi ambientali associati e le soluzioni sostenibili per garantire un'acqua pura e sicura per tutti. Questa conoscenza non solo vi aiuterà a fare scelte informate per la vostra salute, ma vi permetterà anche di contribuire a un futuro più sostenibile e rispettoso dell'ambiente.

Capitolo 2: Problemi e Rischi Associati all'Acqua in Bottiglia

L'acqua in bottiglia è una comodità moderna che molti di noi danno per scontata. Tuttavia, dietro la praticità di afferrare una bottiglia di acqua dal frigorifero o dal negozio, si celano una serie di problemi ambientali e rischi per la salute.

È importante comprendere questi problemi per fare scelte più consapevoli e sostenibili. Questo capitolo esplora l'impatto ambientale delle bottiglie di plastica, la sicurezza dell'acqua in bottiglia e le minacce future legate all'inquinamento da plastica e microplastiche.

Le bottiglie di plastica hanno un impatto ambientale significativo, che inizia con la loro produzione e non finisce nemmeno dopo il loro smaltimento. La produzione di plastica comporta l'estrazione e la raffinazione del petrolio, un processo che emette grandi quantità di CO_2 nell'atmosfera. Ogni fase del ciclo di vita delle bottiglie di plastica, dalla produzione al trasporto, contribuisce all'inquinamento atmosferico e al cambiamento climatico.

Le emissioni di CO_2 prodotte durante la fabbricazione delle bottiglie di plastica sono considerevoli. Secondo alcuni studi, per ogni chilo di plastica prodotto, vengono rilasciati circa sei chili di CO_2. Questo contribuisce significativamente all'effetto serra e al riscaldamento globale.

Oltre alla produzione, lo smaltimento delle bottiglie di plastica rappresenta un problema enorme. La maggior parte delle bottiglie di plastica finisce nelle discariche, dove può impiegare centinaia di anni per degradarsi.

Durante questo processo, la plastica si frammenta in microplastiche, piccoli frammenti che possono contaminare il suolo e l'acqua.

Anche quando vengono incenerite, le bottiglie di plastica rilasciano sostanze chimiche tossiche nell'aria, contribuendo all'inquinamento atmosferico e mettendo a rischio la salute pubblica. Le microplastiche sono particelle di plastica di dimensioni inferiori a cinque millimetri che si formano quando la plastica si degrada.

Queste particelle sono diventate una preoccupazione crescente per l'ambiente e la salute umana. Le microplastiche possono entrare nella catena alimentare, contaminando pesci e altri animali marini che noi poi consumiamo. Studi recenti hanno rilevato la presenza di microplastiche non solo negli oceani, ma anche nell'acqua potabile e persino nell'aria che respiriamo.

Giovanni Labia - Il Potere dell'Acqua Pura: Salute, Risparmio e Benessere per Tutta la Famiglia

Le microplastiche sono state trovate in diverse fonti di acqua imbottigliata, sollevando preoccupazioni significative per la salute umana.

Gli effetti delle microplastiche sulla salute umana sono ancora oggetto di studio, ma ci sono prove crescenti che indicano che queste particelle possono causare danni. Le microplastiche possono trasportare sostanze chimiche tossiche che, una volta ingerite, possono accumularsi nel corpo e potenzialmente causare problemi di salute a lungo termine, come infiammazioni, problemi di fertilità e disturbi endocrini.

Mentre molte persone considerano l'acqua in bottiglia una scelta più sicura rispetto all'acqua del rubinetto, la realtà è più complessa. I controlli di qualità sull'acqua imbottigliata possono variare significativamente da quelli applicati all'acqua del rubinetto.

In molti paesi, l'acqua del rubinetto è soggetta a regolamenti più rigidi e controlli più frequenti rispetto all'acqua imbottigliata.

Le normative per l'acqua imbottigliata possono essere meno rigorose, il che significa che potrebbe non essere sempre sottoposta agli stessi standard di sicurezza.

Un altro problema significativo riguarda la conservazione e il trasporto dell'acqua in bottiglia. Le bottiglie di plastica, se esposte a temperature elevate, possono rilasciare sostanze chimiche nell'acqua.

Questo è particolarmente problematico durante il trasporto e lo stoccaggio, dove le bottiglie possono essere esposte a calore intenso. Anche la luce solare diretta può accelerare il rilascio di sostanze chimiche dalla plastica nell'acqua.

Questo significa che anche se l'acqua è sicura al momento dell'imbottigliamento, potrebbe non esserlo più al momento del consumo.

Le analisi chimiche e biologiche delle bottiglie di plastica hanno rivelato la presenza di vari residui, tra cui il PET (polietilene tereftalato) e altre sostanze chimiche potenzialmente dannose.

Questi residui possono avere impatti significativi sulla salute. Studi hanno dimostrato che il PET può rilasciare antimonio, una sostanza chimica tossica che può causare problemi di salute come irritazioni cutanee, problemi respiratori e, a livelli elevati, danni agli organi.

Altre sostanze chimiche trovate nelle bottiglie di plastica includono ftalati e bisfenolo A (BPA), entrambi noti per i loro effetti negativi sul sistema endocrino e riproduttivo.

Guardando al futuro, l'inquinamento da plastica e microplastiche rappresenta una minaccia crescente per il nostro pianeta e la nostra salute. Gli scenari futuri basati su studi ambientali sono allarmanti.

Si prevede che entro il 2050 ci sarà più plastica che pesce negli oceani se non si adottano misure significative per ridurre la produzione e l'uso di plastica.

Questo livello di inquinamento avrà effetti devastanti sugli ecosistemi marini, minacciando la biodiversità e la sicurezza alimentare globale.

Le microplastiche continueranno a essere una preoccupazione significativa, con potenziali impatti sulla salute che potrebbero emergere solo dopo anni di esposizione.

Giovanni Labia - Il Potere dell'Acqua Pura: Salute, Risparmio e Benessere per Tutta la Famiglia

La presenza di microplastiche nell'ambiente è praticamente onnipresente e le strategie attuali per affrontare il problema sono insufficienti. È essenziale che vengano intraprese azioni globali coordinate per ridurre l'uso di plastica e migliorare i sistemi di gestione dei rifiuti.

Per contrastare queste minacce, è fondamentale cambiare le nostre abitudini. A livello individuale, possiamo ridurre l'uso di plastica optando per alternative più sostenibili, come l'uso di bottiglie riutilizzabili e l'adozione di sistemi di depurazione domestica. A livello collettivo, è necessario promuovere politiche che incentivino la riduzione della plastica, migliorino la gestione dei rifiuti e favoriscano la ricerca su materiali alternativi più sostenibili.

Le strategie per ridurre l'uso di plastica includono l'adozione di pratiche di consumo più consapevoli e sostenibili.

Ad esempio, scegliere prodotti con imballaggi minimalisti o biodegradabili, supportare le aziende che adottano pratiche ecologiche e partecipare a programmi di riciclaggio e pulizia delle comunità. Le campagne di sensibilizzazione e educazione sono fondamentali per informare il pubblico sui rischi associati alla plastica e per promuovere comportamenti sostenibili.

<u>È cruciale considerare anche l'aspetto economico dell'uso dell'acqua in bottiglia rispetto all'acqua depurata.</u>

Le famiglie che consumano regolarmente acqua in bottiglia possono sostenere spese significative nel tempo nel lungo periodo, i risparmi possono essere notevoli. Ad esempio, una famiglia di tre persone che beve due litri di acqua al giorno può risparmiare oltre 400 euro all'anno passando dall'acqua in bottiglia all'acqua depurata.

Questo risparmio deriva non solo dal costo ridotto dell'acqua, ma anche dalla diminuzione della necessità di acquistare bevande imbottigliate costose e dal minor consumo di plastica, che riduce i costi ambientali e di smaltimento.

Inoltre, l'acqua depurata ha numerosi vantaggi per la salute e la qualità della vita. L'acqua purificata attraverso sistemi come l'osmosi inversa è priva di contaminanti chimici e microbiologici, rendendola sicura per il consumo. Questo è particolarmente importante per le persone con condizioni di salute sensibili, come bambini, anziani e individui con sistemi immunitari compromessi.

Bere acqua depurata può ridurre l'esposizione a sostanze nocive come il cloro e i suoi sottoprodotti, i metalli pesanti e altri contaminanti che possono essere presenti nell'acqua del rubinetto o in quella imbottigliata.

Giovanni Labia - Il Potere dell'Acqua Pura: Salute, Risparmio e Benessere per Tutta la Famiglia

Le microplastiche, che sono particelle di plastica di dimensioni inferiori a cinque millimetri, rappresentano una preoccupazione crescente per l'ambiente e la salute umana. Le microplastiche possono entrare nella catena alimentare, contaminando pesci e altri animali marini che noi poi consumiamo. Studi recenti hanno rilevato la presenza di microplastiche non solo negli oceani, ma anche nell'acqua potabile e persino nell'aria che respiriamo.

Le microplastiche sono state trovate in diverse fonti di acqua imbottigliata, sollevando preoccupazioni significative per la salute umana. Gli effetti delle microplastiche sulla salute umana sono ancora oggetto di studio, ma ci sono prove crescenti che indicano che queste particelle possono causare danni.

Le microplastiche possono trasportare sostanze chimiche tossiche che, una volta ingerite, possono accumularsi nel corpo e potenzialmente causare problemi di salute a lungo termine, come infiammazioni, problemi di fertilità e disturbi endocrini.

Un altro problema significativo riguarda la conservazione e il trasporto dell'acqua in bottiglia. Le bottiglie di plastica, se esposte a temperature elevate, possono rilasciare sostanze chimiche nell'acqua. Questo è particolarmente problematico durante il trasporto e lo stoccaggio, dove le bottiglie possono essere esposte a calore intenso. Anche la luce solare diretta può accelerare il rilascio di sostanze chimiche dalla plastica nell'acqua.

Questo significa che anche se l'acqua è sicura al momento dell'imbottigliamento, potrebbe non esserlo più al momento del consumo.

Giovanni Labia - Il Potere dell'Acqua Pura: Salute, Risparmio e Benessere per Tutta la Famiglia

Le analisi chimiche e biologiche delle bottiglie di plastica hanno rivelato la presenza di vari residui, tra cui il PET (polietilene tereftalato) e altre sostanze chimiche potenzialmente dannose.

Questi residui possono avere impatti significativi sulla salute. Studi hanno dimostrato che il PET può rilasciare antimonio, una sostanza chimica tossica che può causare problemi di salute come irritazioni cutanee, problemi respiratori e, a livelli elevati, danni agli organi.

Altre sostanze chimiche trovate nelle bottiglie di plastica includono ftalati e bisfenolo A (BPA), entrambi noti per i loro effetti negativi sul sistema endocrino e riproduttivo.

Guardando al futuro, l'inquinamento da plastica e microplastiche rappresenta una minaccia crescente per il nostro pianeta e la nostra salute.

**Giovanni Labia - Il Potere dell'Acqua Pura: Salute,
Risparmio e Benessere per Tutta la Famiglia**

Gli scenari futuri basati su studi ambientali sono allarmanti. Si prevede che entro il 2050 ci sarà più plastica che pesce negli oceani se non si adottano misure significative per ridurre la produzione e l'uso di plastica.

Questo livello di inquinamento avrà effetti devastanti sugli ecosistemi marini, minacciando la biodiversità e la sicurezza alimentare globale. Le microplastiche continueranno a essere una preoccupazione significativa, con potenziali impatti sulla salute che potrebbero emergere solo dopo anni di esposizione.

La presenza di microplastiche nell'ambiente è praticamente onnipresente e le strategie attuali per affrontare il problema sono insufficienti. È essenziale che vengano intraprese azioni globali coordinate per ridurre l'uso di plastica e migliorare i sistemi di gestione dei rifiuti.

Per contrastare queste minacce, è fondamentale cambiare le nostre abitudini. A livello individuale, possiamo ridurre l'uso di plastica optando per alternative più sostenibili, come l'uso di bottiglie riutilizzabili e l'adozione di sistemi di depurazione domestica.

A livello collettivo, è necessario promuovere politiche che incentivino la riduzione della plastica, migliorino la gestione dei rifiuti e favoriscano la ricerca su materiali alternativi più sostenibili. Le strategie per ridurre l'uso di plastica includono l'adozione di pratiche di consumo più consapevoli e sostenibili.

Ad esempio, scegliere prodotti con imballaggi minimalisti o biodegradabili, supportare le aziende che adottano pratiche ecologiche e partecipare a programmi di riciclaggio e pulizia delle comunità.

Giovanni Labia - Il Potere dell'Acqua Pura: Salute, Risparmio e Benessere per Tutta la Famiglia

Le campagne di sensibilizzazione e educazione sono fondamentali per informare il pubblico sui rischi associati alla plastica e per promuovere comportamenti sostenibili. In conclusione, l'acqua in bottiglia, pur essendo una soluzione comoda, presenta numerosi problemi e rischi.

L'impatto ambientale delle bottiglie di plastica, la sicurezza discutibile dell'acqua imbottigliata e le minacce future legate all'inquinamento da plastica e microplastiche sono questioni che non possiamo ignorare.

Cambiare le nostre abitudini e adottare soluzioni più sostenibili, come l'uso di acqua depurata e pratiche di consumo consapevoli, è essenziale per proteggere la nostra salute e l'ambiente. Nel prossimo capitolo esploreremo ulteriormente le soluzioni per migliorare la qualità dell'acqua domestica e come queste possono contribuire a un futuro più sano e sostenibile.

Capitolo 3: L'Acqua del Rubinetto: Vantaggi e Limiti

L'acqua del rubinetto è una risorsa preziosa e ampiamente disponibile in molte parti del mondo. Tuttavia, la sua qualità e sicurezza possono variare notevolmente a seconda della località e delle pratiche di trattamento dell'acqua.

Per comprendere appieno i vantaggi e i limiti dell'acqua del rubinetto, è fondamentale considerare vari aspetti come l'accessibilità, la sostenibilità, i rischi legati agli additivi chimici e le caratteristiche specifiche delle acque sorgive e di pozzo. Solo così possiamo fare scelte informate sulla nostra salute e sull'ambiente.

Uno dei principali benefici dell'acqua del rubinetto è la sua accessibilità. In molte aree, l'acqua del rubinetto è facilmente disponibile e può essere utilizzata senza costi aggiuntivi significativi, rendendola una scelta conveniente per molte famiglie. Questo aspetto è particolarmente rilevante se consideriamo che, secondo l'Organizzazione Mondiale della Sanità, oltre 2 miliardi di persone nel mondo non hanno accesso a fonti d'acqua potabile sicure.

In questo contesto, l'acqua del rubinetto rappresenta una risorsa vitale. Inoltre, l'uso dell'acqua del rubinetto contribuisce alla sostenibilità ambientale riducendo la necessità di produzione e smaltimento delle bottiglie di plastica.

Ogni anno, miliardi di bottiglie di plastica finiscono nelle discariche e negli oceani, causando gravi problemi ambientali.

Giovanni Labia - Il Potere dell'Acqua Pura: Salute, Risparmio e Benessere per Tutta la Famiglia

Utilizzare l'acqua del rubinetto invece dell'acqua imbottigliata può contribuire a ridurre questo impatto negativo, promuovendo un approccio più sostenibile al consumo di risorse idriche.

Tuttavia, l'acqua del rubinetto presenta anche alcuni problemi, principalmente legati alla presenza di cloro e altri additivi chimici utilizzati per garantirne la sicurezza. Il cloro viene comunemente aggiunto all'acqua potabile per uccidere batteri e altri microrganismi nocivi. Sebbene questo processo sia essenziale per prevenire malattie trasmesse dall'acqua, il cloro e i suoi sottoprodotti possono avere effetti negativi sulla salute.

Alcuni studi hanno dimostrato che l'esposizione prolungata al cloro e ai trialometani (sottoprodotti della disinfezione) può aumentare il rischio di sviluppare malattie croniche, inclusi alcuni tipi di cancro. Inoltre, il cloro può causare irritazioni cutanee e problemi respiratori in alcune persone, specialmente nei bambini e negli anziani. L'odore e il sapore del cloro possono inoltre rendere l'acqua meno piacevole da bere, scoraggiando l'assunzione di acqua e potenzialmente portando a una minore idratazione.

Oltre al cloro, l'acqua del rubinetto può contenere altri additivi chimici come fluoruri, metalli pesanti e pesticidi, che possono rappresentare rischi per la salute. Questi contaminanti possono derivare da diverse fonti, tra cui l'industria agricola e la contaminazione delle riserve idriche sotterranee.

Anche se i livelli di questi additivi sono generalmente regolamentati e mantenuti entro limiti di sicurezza, l'esposizione a lungo termine può avere effetti cumulativi sull'organismo.

Pertanto, è importante essere consapevoli della qualità dell'acqua del rubinetto e considerare l'uso di sistemi di depurazione domestica per ridurre i rischi associati.

Le acque sorgive e di pozzo rappresentano un'altra fonte di acqua potabile, spesso utilizzata nelle aree rurali. Queste acque possono essere molto pure e benefiche, poiché provengono da sorgenti naturali non influenzate dall'inquinamento urbano. Tuttavia, anche queste acque non sono esenti da rischi. La purezza delle acque sorgive e di pozzo può essere compromessa da contaminazioni microbiologiche e chimiche, derivanti da attività agricole, industriali o da contaminazioni naturali del terreno.

Per garantire la sicurezza di queste acque, è essenziale un monitoraggio costante e l'uso di tecnologie di purificazione adeguate.

Metodi come la filtrazione a carbone attivo, l'osmosi inversa e la disinfezione con lampade UV possono aiutare a mantenere alta la qualità dell'acqua e a eliminare i contaminanti.

Per migliorare la qualità dell'acqua domestica e ridurre i rischi associati ai contaminanti, esistono diversi sistemi di depurazione disponibili sul mercato. Questi sistemi variano in termini di tecnologia, efficacia e costo, e la scelta del sistema giusto dipende dalle esigenze specifiche di ciascuna famiglia.

Tra i sistemi di depurazione più comuni troviamo i filtri a carbone attivo, le resine a scambio ionico e l'osmosi inversa. I filtri a carbone attivo sono efficaci nel rimuovere cloro, sedimenti e composti organici volatili dall'acqua. Funzionano adsorbendo le impurità sulla superficie del carbone attivo, migliorando il gusto e l'odore dell'acqua.

Tuttavia, non sono sempre efficaci nel rimuovere metalli pesanti, sali disciolti e microrganismi. Le resine a scambio ionico, d'altro canto, sono utilizzate principalmente per addolcire l'acqua, riducendo la durezza causata da calcio e magnesio. Questi sistemi scambiano gli ioni di calcio e magnesio con ioni di sodio o potassio, migliorando la qualità dell'acqua e proteggendo gli elettrodomestici dai depositi di calcare.

L'osmosi inversa è una delle tecnologie più avanzate e efficaci per la depurazione dell'acqua. Utilizza una membrana semipermeabile per rimuovere una vasta gamma di contaminanti, tra cui metalli pesanti, sali, batteri e virus. Il processo di osmosi inversa è altamente efficiente e può produrre acqua estremamente pura.

I vantaggi dell'osmosi inversa includono la capacità di rimuovere una vasta gamma di contaminanti e di migliorare significativamente la qualità dell'acqua per il consumo quotidiano. Molte famiglie che hanno adottato sistemi di osmosi inversa riportano miglioramenti nella salute generale e nel benessere, grazie alla riduzione dell'esposizione a sostanze nocive.

Gli addolcitori d'acqua e le lampade UV sono altre soluzioni efficaci per migliorare la qualità dell'acqua domestica. Gli addolcitori d'acqua riducono la durezza dell'acqua, prevenendo la formazione di calcare e migliorando la longevità degli elettrodomestici.

Le lampade UV, invece, utilizzano la luce ultravioletta per disinfettare l'acqua, eliminando batteri, virus e altri microrganismi patogeni. Entrambi questi sistemi possono essere utilizzati in combinazione con altri metodi di depurazione per garantire un'acqua di alta qualità.

La manutenzione e il controllo regolari dei sistemi di depurazione sono essenziali per garantire un funzionamento ottimale e una qualità dell'acqua costantemente elevata. Le procedure di manutenzione possono includere la sostituzione dei filtri, la pulizia delle membrane e il controllo dei livelli di disinfezione.

È importante seguire le raccomandazioni del produttore e programmare controlli periodici per assicurarsi che il sistema di depurazione funzioni correttamente. Una manutenzione adeguata non solo prolunga la vita del sistema, ma assicura anche che l'acqua rimanga sicura e di alta qualità.

Il risparmio economico è un altro vantaggio significativo dell'uso di sistemi di depurazione domestica. Il costo delle bottiglie d'acqua può accumularsi rapidamente, soprattutto per le famiglie numerose. Un sistema di depurazione domestica, sebbene richieda un investimento iniziale, può portare a risparmi significativi nel lungo periodo.

Ad esempio, una famiglia di tre persone che beve due litri di acqua al giorno può risparmiare oltre 400 euro all'anno passando dall'acqua in bottiglia all'acqua depurata.

Questo risparmio deriva non solo dal costo ridotto dell'acqua, ma anche dalla diminuzione della necessità di acquistare bevande imbottigliate costose e dal minor consumo di plastica, che riduce i costi ambientali e di smaltimento.

Oltre al risparmio economico, l'acqua depurata offre numerosi vantaggi per la salute e la qualità della vita.

Giovanni Labia - Il Potere dell'Acqua Pura: Salute, Risparmio e Benessere per Tutta la Famiglia

L'acqua purificata attraverso sistemi come l'osmosi inversa è priva di contaminanti chimici e microbiologici, rendendola sicura per il consumo. Questo è particolarmente importante per le persone con condizioni di salute sensibili, come bambini, anziani e individui con sistemi immunitari compromessi.

Bere acqua depurata può ridurre l'esposizione a sostanze nocive come il cloro e i suoi sottoprodotti, i metalli pesanti e altri contaminanti che possono essere presenti nell'acqua del rubinetto o in quella imbottigliata. Inoltre, l'acqua depurata può essere utilizzata anche per cucinare, migliorando il gusto degli alimenti e riducendo la necessità di acquistare costose bevande imbottigliate.

In conclusione, l'acqua del rubinetto rappresenta una risorsa preziosa e ampiamente disponibile, con numerosi vantaggi in termini di accessibilità e sostenibilità. Tuttavia, è essenziale essere consapevoli dei potenziali rischi associati agli additivi chimici e alla qualità variabile dell'acqua. Adottare soluzioni di depurazione domestica può migliorare significativamente la qualità dell'acqua, offrendo benefici per la salute, il risparmio economico e la sostenibilità ambientale.

Nel prossimo capitolo esploreremo ulteriormente le soluzioni per migliorare la qualità dell'acqua domestica e come queste possono contribuire a un futuro più sano e sostenibile.

Capitolo 4: Soluzioni per Migliorare la Qualità dell'Acqua Domestica

Migliorare la qualità dell'acqua domestica è un obiettivo fondamentale per garantire il benessere e la salute della nostra famiglia. L'acqua che utilizziamo quotidianamente per bere, cucinare e pulire può contenere contaminanti che, a lungo termine, possono avere effetti negativi sulla salute. Per questo motivo, è essenziale conoscere le diverse soluzioni disponibili per purificare l'acqua e scegliere quella più adatta alle proprie esigenze.

Questo capitolo offre una panoramica dettagliata delle varie opzioni di depurazione domestica, spiegando i loro benefici, il funzionamento e come selezionare il sistema giusto per la propria casa.

Giovanni Labia - Il Potere dell'Acqua Pura: Salute, Risparmio e Benessere per Tutta la Famiglia

I sistemi di depurazione domestica sono progettati per rimuovere impurità e contaminanti dall'acqua, migliorandone la qualità e rendendola sicura per il consumo umano. Esistono diversi tipi di sistemi di depurazione, ciascuno con i propri vantaggi e limitazioni. Tra i più comuni troviamo i filtri a carbone attivo, le resine a scambio ionico e l'osmosi inversa.

I filtri a carbone attivo sono tra i sistemi di depurazione più utilizzati. Funzionano adsorbendo le impurità sulla superficie del carbone attivo, migliorando il gusto e l'odore dell'acqua. Questi filtri sono particolarmente efficaci nel rimuovere cloro, sedimenti e composti organici volatili, che possono alterare il sapore dell'acqua e rappresentare rischi per la salute.

Tuttavia, i filtri a carbone attivo non sono sempre efficaci nel rimuovere metalli pesanti, sali disciolti e microrganismi.

È importante sostituire regolarmente i filtri per mantenere l'efficacia del sistema e garantire un'acqua di qualità costante.

Le resine a scambio ionico sono un'altra opzione popolare per la depurazione dell'acqua domestica. Questi sistemi sono utilizzati principalmente per addolcire l'acqua, riducendo la durezza causata da calcio e magnesio. Le resine a scambio ionico funzionano scambiando gli ioni di calcio e magnesio con ioni di sodio o potassio, migliorando la qualità dell'acqua e proteggendo gli elettrodomestici dai depositi di calcare.

L'acqua addolcita non solo è migliore per la pelle e i capelli, ma riduce anche l'accumulo di calcare nelle tubature e negli elettrodomestici, prolungandone la vita utile e migliorandone l'efficienza.

L'osmosi inversa è una delle tecnologie più avanzate ed efficaci per la depurazione dell'acqua. Utilizza una membrana semipermeabile per rimuovere una vasta gamma di contaminanti, tra cui metalli pesanti, sali, batteri e virus.

<u>Il processo di osmosi inversa è altamente efficiente e può produrre acqua estremamente pura.</u>

L'acqua passa attraverso una serie di filtri prima di essere spinta attraverso la membrana di osmosi inversa, che trattiene le impurità e lascia passare solo le molecole d'acqua.

Questo sistema è particolarmente utile per le famiglie che vivono in aree con acqua di rubinetto di scarsa qualità o con problemi specifici di contaminazione. I vantaggi dell'osmosi inversa includono la capacità di rimuovere una vasta gamma di contaminanti e di migliorare significativamente la qualità dell'acqua per il consumo quotidiano.

Molte famiglie che hanno adottato sistemi di osmosi inversa riportano miglioramenti nella salute generale e nel benessere, grazie alla riduzione dell'esposizione a sostanze nocive. Oltre ai filtri a carbone attivo, alle resine a scambio ionico e all'osmosi inversa, esistono altre soluzioni per migliorare la qualità dell'acqua domestica, come gli addolcitori d'acqua e le lampade UV.

Gli addolcitori d'acqua riducono la durezza dell'acqua, prevenendo la formazione di calcare e migliorando la longevità degli elettrodomestici. L'acqua addolcita è anche più delicata sulla pelle e sui capelli, riducendo problemi come la secchezza e l'irritazione.

Le lampade UV, invece, utilizzano la luce ultravioletta per disinfettare l'acqua, eliminando batteri, virus e altri microrganismi patogeni.

Questo metodo è particolarmente efficace per garantire che l'acqua sia sicura da bere, soprattutto in aree con problemi di contaminazione microbiologica.

La scelta del sistema di depurazione giusto dipende da vari fattori, tra cui la qualità dell'acqua di partenza, le esigenze specifiche della famiglia e il budget disponibile. È importante valutare attentamente le diverse opzioni e considerare le caratteristiche specifiche di ciascun sistema.

Ad esempio, le famiglie che vivono in aree con acqua dura potrebbero beneficiare di un addolcitore d'acqua, mentre quelle in aree con problemi di contaminazione microbiologica potrebbero trovare più utile una lampada

UV. L'osmosi inversa è una buona scelta per chi cerca una soluzione completa e altamente efficace per rimuovere una vasta gamma di contaminanti.

Una volta scelto il sistema di depurazione, è essenziale mantenere e controllare regolarmente l'impianto per garantire che funzioni in modo ottimale e che l'acqua rimanga di alta qualità.

Le procedure di manutenzione possono includere la sostituzione dei filtri, la pulizia delle membrane e il controllo dei livelli di disinfezione. Seguire le raccomandazioni del produttore e programmare controlli periodici aiuta a prevenire problemi e a garantire che l'acqua sia sempre sicura e pulita. Una manutenzione adeguata non solo prolunga la vita del sistema, ma assicura anche che l'acqua rimanga sicura e di alta qualità.

Giovanni Labia - Il Potere dell'Acqua Pura: Salute, Risparmio e Benessere per Tutta la Famiglia

Un altro aspetto importante da considerare è il risparmio economico associato all'uso di sistemi di depurazione domestica. Il costo delle bottiglie d'acqua può accumularsi rapidamente, soprattutto per le famiglie numerose. Un sistema di depurazione domestica, sebbene richieda un investimento iniziale, può portare a risparmi significativi nel lungo periodo.

Ad esempio, una famiglia di tre persone che beve due litri di acqua al giorno può risparmiare oltre 400 euro all'anno passando dall'acqua in bottiglia all'acqua depurata. Questo risparmio deriva non solo dal costo ridotto dell'acqua, ma anche dalla diminuzione della necessità di acquistare bevande imbottigliate costose e dal minor consumo di plastica, che riduce i costi ambientali e di smaltimento.

Giovanni Labia - Il Potere dell'Acqua Pura: Salute, Risparmio e Benessere per Tutta la Famiglia

Oltre al risparmio economico, l'acqua depurata offre numerosi vantaggi per la salute e la qualità della vita. L'acqua purificata attraverso sistemi come l'osmosi inversa è priva di contaminanti chimici e microbiologici, rendendola sicura per il consumo.

Questo è particolarmente importante per le persone con condizioni di salute sensibili, come bambini, anziani e individui con sistemi immunitari compromessi. Bere acqua depurata può ridurre l'esposizione a sostanze nocive come il cloro e i suoi sottoprodotti, i metalli pesanti e altri contaminanti che possono essere presenti nell'acqua del rubinetto o in quella imbottigliata.

Inoltre, l'acqua depurata può essere utilizzata anche per cucinare, migliorando il gusto degli alimenti e riducendo la necessità di acquistare costose bevande imbottigliate.

Giovanni Labia - Il Potere dell'Acqua Pura: Salute, Risparmio e Benessere per Tutta la Famiglia

In conclusione, migliorare la qualità dell'acqua domestica è un passo fondamentale per garantire la salute e il benessere della nostra famiglia. Esistono diverse soluzioni di depurazione disponibili, ognuna con i propri vantaggi e limitazioni. Scegliere il sistema giusto dipende dalle esigenze specifiche della famiglia e dalla qualità dell'acqua di partenza.

Mantenere e controllare regolarmente il sistema di depurazione è essenziale per garantire un funzionamento ottimale e una qualità dell'acqua costantemente elevata.

I benefici dell'acqua depurata vanno oltre il risparmio economico e includono miglioramenti significativi nella salute e nella qualità della vita. Investire in un sistema di depurazione domestica è una scelta intelligente e sostenibile che può fare una grande differenza per il benessere della nostra famiglia e per l'ambiente.

Capitolo 5: Risparmio e Convenienza con l'Acqua Depurata

Quando si considera l'adozione di un sistema di depurazione domestica, uno degli aspetti più importanti da valutare è il risparmio economico a lungo termine. Tuttavia, i benefici non si limitano solo al portafoglio. In questo capitolo esploreremo in dettaglio non solo i risparmi economici, ma anche i vantaggi per la salute e per l'ambiente, offrendo un quadro completo di come l'acqua depurata possa migliorare la qualità della vita quotidiana.

Partiamo con un'analisi dei costi dell'acqua imbottigliata rispetto a quelli dell'acqua depurata. Per molte famiglie, l'acqua imbottigliata rappresenta una spesa considerevole. Prendiamo l'esempio di una famiglia di tre persone, ciascuna delle quali beve due litri di acqua al giorno.

Se il costo medio di una bottiglia d'acqua da un litro è di 0,50 euro, questa famiglia spende 3 euro al giorno solo per l'acqua da bere.

Su base mensile, la spesa ammonta a circa 90 euro, che si traducono in 1.080 euro all'anno. Questo è un costo significativo, soprattutto quando si confronta con il costo iniziale e di manutenzione di un sistema di depurazione domestica.

I sistemi di depurazione di ultima generazione, che offrono tecnologia avanzata e alta efficienza, hanno un costo iniziale che può variare tra 3.000 e 4.000 euro, a seconda delle caratteristiche e delle capacità del sistema. A questi si aggiunge un costo di manutenzione annuale che si aggira intorno ai 200-300 euro, necessario per la sostituzione dei filtri e altre manutenzioni minori.

<u>Anche considerando questi costi, il risparmio annuale è evidente: una famiglia può risparmiare oltre 700-800 euro all'anno, dopo aver ammortizzato l'investimento iniziale nel corso di circa 4-5 anni.</u>

Oltre al risparmio diretto sui costi dell'acqua, l'uso di un sistema di depurazione domestica porta con sé ulteriori benefici economici. Innanzitutto, la qualità dell'acqua depurata riduce l'esposizione a contaminanti chimici e microbiologici, migliorando la salute generale della famiglia.

Questo può tradursi in minori spese mediche e farmaceutiche, poiché una migliore qualità dell'acqua può contribuire a prevenire malattie gastrointestinali, problemi della pelle e altre condizioni legate alla presenza di impurità nell'acqua non trattata. Ad esempio, famiglie che hanno adottato un sistema di depurazione hanno riportato una riduzione significativa dei casi di infezioni intestinali e allergie cutanee, migliorando così il benessere complessivo. Inoltre, un'acqua più pura migliora il funzionamento degli elettrodomestici. La riduzione della durezza dell'acqua, ottenuta con sistemi come l'osmosi inversa o gli addolcitori, previene la formazione di calcare.

Il calcare può accumularsi all'interno di elettrodomestici come lavatrici, lavastoviglie e bollitori, riducendo la loro efficienza e provocando guasti prematuri. Un'acqua meno dura allunga la vita utile di questi dispositivi, riducendo le spese per riparazioni e sostituzioni.

Inoltre, l'efficienza energetica degli elettrodomestici migliora, portando a una diminuzione delle bollette dell'elettricità.

Giovanni Labia - Il Potere dell'Acqua Pura: Salute, Risparmio e Benessere per Tutta la Famiglia

Passando ai vantaggi dell'acqua depurata per bere e cucinare, è importante sottolineare come la qualità dell'acqua possa influenzare significativamente il gusto e la sicurezza degli alimenti preparati.

L'acqua utilizzata in cucina non è solo un ingrediente, ma un elemento cruciale che può alterare il sapore di cibi e bevande. L'acqua depurata, priva di cloro, metalli pesanti e altre impurità, permette di esaltare il gusto naturale degli ingredienti.

Ad esempio, le zuppe, le paste e le bevande calde preparate con acqua depurata avranno un sapore più pulito e piacevole. Anche i caffè e i tè, che sono particolarmente sensibili alla qualità dell'acqua, risulteranno migliorati quando preparati con acqua priva di contaminanti.

**Giovanni Labia - Il Potere dell'Acqua Pura: Salute,
Risparmio e Benessere per Tutta la Famiglia**

Un altro aspetto fondamentale riguarda l'impatto ambientale. L'adozione di un sistema di depurazione domestica contribuisce significativamente alla riduzione dell'uso di plastica monouso.

Ogni anno, miliardi di bottiglie di plastica finiscono nelle discariche o negli oceani, causando danni irreparabili agli ecosistemi marini e terrestri.

Ridurre il consumo di acqua imbottigliata è un passo importante verso la diminuzione della nostra impronta ecologica. L'acqua depurata, accessibile direttamente dal rubinetto, elimina la necessità di acquistare bottiglie di plastica, contribuendo così alla riduzione dei rifiuti plastici. Questo è un contributo significativo nella lotta contro l'inquinamento e nella promozione di pratiche di consumo più sostenibili.

Giovanni Labia - Il Potere dell'Acqua Pura: Salute, Risparmio e Benessere per Tutta la Famiglia

Per comprendere meglio l'impatto positivo dell'acqua depurata, consideriamo alcuni esempi pratici di risparmio e miglioramento della qualità della vita. Prendiamo il caso della famiglia Rossi, una tipica famiglia italiana di quattro persone.

Prima di adottare un sistema di depurazione, i Rossi spendevano circa 150 euro al mese in acqua imbottigliata, pari a 1.800 euro all'anno.

Dopo aver installato un sistema di osmosi inversa con un costo iniziale di 3.500 euro e un costo di manutenzione annuale di 250 euro, hanno visto un risparmio netto di oltre 1.500 euro nel primo anno, e più di 1.800 euro negli anni successivi. Inoltre, hanno notato un miglioramento nel gusto delle loro bevande e cibi, e una riduzione dei problemi legati alla durezza dell'acqua, come la formazione di calcare negli elettrodomestici.

Un altro esempio è la famiglia Bianchi, che vive in un'area rurale con acqua di pozzo. Dopo aver installato un sistema di depurazione che include filtri a carbone attivo e una lampada UV, hanno eliminato il problema dei contaminanti microbiologici presenti nella loro acqua.

Questo ha non solo migliorato la salute generale della famiglia, ma ha anche permesso loro di risparmiare sui costi legati all'acquisto di acqua imbottigliata e di ridurre i rifiuti plastici.

La signora Bianchi ha riportato che le sue piante da giardino e i suoi animali domestici hanno beneficiato della qualità migliorata dell'acqua, dimostrando ulteriormente i vantaggi ampi e diversificati di un'acqua più pulita.

Passando ora agli aspetti pratici dell'adozione di un sistema di depurazione domestica, è importante scegliere il sistema più adatto alle proprie esigenze. La varietà di sistemi disponibili sul mercato può essere disorientante, ma una buona conoscenza delle proprie esigenze può guidare verso la scelta giusta.

Ad esempio, per le famiglie che vivono in aree con problemi specifici come la durezza dell'acqua o contaminanti microbiologici, sistemi di osmosi inversa combinati con addolcitori e lampade UV possono offrire una soluzione completa.

È fondamentale valutare le caratteristiche specifiche dell'acqua di casa propria attraverso test dell'acqua e consultazioni con esperti, che possono consigliare il sistema più efficace per risolvere i problemi identificati.

Una volta installato il sistema, la manutenzione regolare è cruciale per garantire la sua efficacia continua. Questo include la sostituzione dei filtri, la pulizia delle membrane e il controllo dei livelli di disinfezione.

La manutenzione preventiva non solo assicura che l'acqua rimanga sicura e di alta qualità, ma anche che il sistema funzioni in modo efficiente, prolungandone la durata e riducendo i costi di riparazione o sostituzione. Seguire le raccomandazioni del produttore e programmare controlli periodici è un investimento nel lungo termine che garantisce la protezione della salute della famiglia e il risparmio economico.

Oltre al risparmio economico, l'acqua depurata offre numerosi vantaggi per la salute e la qualità della vita. L'acqua purificata attraverso sistemi come l'osmosi inversa è priva di contaminanti chimici e microbiologici, rendendola sicura per il consumo. Questo è particolarmente importante per le persone con condizioni di salute sensibili, come bambini, anziani e individui con sistemi immunitari compromessi.

Bere acqua depurata può ridurre l'esposizione a sostanze nocive come il cloro e i suoi sottoprodotti, i metalli pesanti e altri contaminanti che possono essere presenti nell'acqua del rubinetto o in quella imbottigliata. Inoltre, l'acqua depurata può essere utilizzata anche per cucinare, migliorando il gusto degli alimenti e riducendo la necessità di acquistare costose bevande imbottigliate.

In conclusione, l'adozione di un sistema di depurazione domestica rappresenta un investimento intelligente che offre numerosi benefici. Dal risparmio economico diretto alla riduzione dei costi medici, passando per il miglioramento della qualità del cibo e delle bevande, fino

Giovanni Labia - Il Potere dell'Acqua Pura: Salute, Risparmio e Benessere per Tutta la Famiglia

alla protezione dell'ambiente, i vantaggi sono chiari e convincenti. Le testimonianze delle famiglie Rossi e Bianchi sono solo due esempi di come l'acqua depurata possa trasformare positivamente la vita quotidiana.

La consapevolezza dei benefici a lungo termine e l'impegno nella manutenzione del sistema scelto sono passi essenziali verso un futuro più sano e sostenibile. Investire in un sistema di depurazione domestica è una scelta intelligente e sostenibile che può fare una grande differenza per il benessere della nostra famiglia e per l'ambiente.

Capitolo 6: La Tua Salute e l'Acqua Pulita

L'acqua è essenziale per la vita e la qualità dell'acqua che consumiamo quotidianamente ha un impatto significativo sulla nostra salute e sul nostro benessere generale. L'importanza di bere acqua pulita e sicura non può essere sottovalutata, e i benefici di un'acqua di qualità vanno ben oltre la semplice idratazione.

In questo capitolo, esploreremo i molteplici benefici per la salute derivanti dal consumo di acqua depurata, gli effetti positivi sull'ambiente e come l'acqua depurata può migliorare la qualità della vita quotidiana. Inoltre, forniremo consigli pratici su come sfruttare al meglio l'acqua depurata nelle varie attività domestiche e concluderemo con un invito a riflettere sui benefici a lungo termine dell'acqua pulita e su come un depuratore possa migliorare la qualità della vita familiare.

Giovanni Labia - Il Potere dell'Acqua Pura: Salute, Risparmio e Benessere per Tutta la Famiglia

Il consumo di acqua depurata offre numerosi vantaggi per la salute. Innanzitutto, l'acqua pura supporta il sistema immunitario. Rimuovendo contaminanti come batteri, virus, metalli pesanti e altre impurità, si riduce il carico di tossine che il corpo deve gestire.

Questo permette al sistema immunitario di funzionare in modo più efficiente, proteggendo l'organismo da malattie e infezioni. Un'acqua priva di cloro e altri additivi chimici migliora anche la salute della pelle, riducendo irritazioni e secchezza. La pelle, essendo l'organo più grande del corpo, beneficia enormemente da un'idratazione con acqua pura, risultando più luminosa e sana.

Bere acqua depurata favorisce la digestione, migliorando l'assorbimento dei nutrienti e prevenendo problemi gastrointestinali.

Giovanni Labia - Il Potere dell'Acqua Pura: Salute, Risparmio e Benessere per Tutta la Famiglia

L'acqua pura facilita il processo digestivo e riduce il rischio di disturbi come il reflusso gastroesofageo e la sindrome dell'intestino irritabile.

Inoltre, un'acqua priva di contaminanti supporta la funzione renale, aiutando il corpo a eliminare le tossine in modo più efficace. Questo può prevenire la formazione di calcoli renali e migliorare la salute urinaria. Le persone che consumano regolarmente acqua depurata riportano spesso un aumento dei livelli di energia e una riduzione della fatica, grazie alla migliore idratazione e al supporto delle funzioni corporee.

Un altro importante vantaggio dell'acqua depurata è il miglioramento della salute orale. Il cloro e altri prodotti chimici presenti nell'acqua del rubinetto possono alterare la flora batterica della bocca, contribuendo a problemi dentali come carie e gengiviti.

Giovanni Labia - Il Potere dell'Acqua Pura: Salute, Risparmio e Benessere per Tutta la Famiglia

Bere acqua depurata aiuta a mantenere un equilibrio sano dei batteri orali, riducendo il rischio di malattie gengivali e promuovendo una migliore salute dentale complessiva.

Dal punto di vista ambientale, l'adozione di un sistema di depurazione domestica riduce significativamente l'uso di plastica. Ogni anno, miliardi di bottiglie di plastica finiscono nei rifiuti, contribuendo all'inquinamento terrestre e marino.

Riducendo la dipendenza dall'acqua imbottigliata, si diminuisce il numero di bottiglie di plastica prodotte, trasportate e smaltite. Questo porta a un minore impatto ambientale, riducendo l'inquinamento da plastica e contribuendo a preservare gli ecosistemi naturali.

Inoltre, la riduzione della domanda di acqua imbottigliata diminuisce le emissioni di CO2 legate alla produzione e al trasporto delle bottiglie, contribuendo ulteriormente alla lotta contro il cambiamento climatico.

L'acqua depurata può essere utilizzata in molteplici modi all'interno della casa, migliorando la qualità della vita quotidiana. In cucina, l'uso di acqua depurata per cucinare e preparare bevande può fare una grande differenza. L'acqua pura esalta i sapori naturali degli alimenti, migliorando il gusto di zuppe, pastasciutte, verdure cotte e bevande calde come tè e caffè.

Ad esempio, il cloro e i metalli pesanti presenti nell'acqua del rubinetto possono alterare il sapore del caffè, rendendolo meno gradevole. Con l'acqua depurata, il caffè avrà un sapore più pulito e intenso, permettendo di apprezzarne appieno le caratteristiche aromatiche.

Lo stesso vale per il tè, che risulterà più fragrante e gustoso.

Nell'igiene personale, l'acqua depurata può migliorare significativamente la qualità della pelle e dei capelli. Lavarsi con acqua priva di cloro e altre sostanze chimiche aggressive riduce il rischio di irritazioni cutanee, secchezza e allergie. I capelli lavati con acqua pura saranno più morbidi, lucenti e facili da pettinare. L'acqua depurata è particolarmente benefica per le persone con pelle sensibile o condizioni dermatologiche come eczema e psoriasi, poiché riduce il contatto con irritanti potenziali.

L'acqua depurata è utile anche per la pulizia della casa. L'assenza di minerali e impurità nell'acqua previene la formazione di aloni e macchie sulle superfici pulite, come vetri, specchi e pavimenti.

Questo rende la pulizia più efficace e riduce la necessità di utilizzare prodotti chimici aggressivi per rimuovere i residui. Inoltre, gli elettrodomestici che utilizzano acqua, come lavatrici e lavastoviglie, funzioneranno meglio e dureranno più a lungo se alimentati con acqua depurata, poiché l'assenza di calcare e altri depositi minerali ne migliora l'efficienza e riduce l'usura.

Adottare un sistema di depurazione domestica non solo migliora la qualità della vita quotidiana, ma rappresenta anche un investimento a lungo termine nella salute e nel benessere della famiglia.

Considerare i benefici a lungo termine dell'acqua pulita è fondamentale per comprendere appieno il valore di un depuratore.

Giovanni Labia - Il Potere dell'Acqua Pura: Salute, Risparmio e Benessere per Tutta la Famiglia

Sebbene l'investimento iniziale per un sistema di depurazione possa sembrare elevato, i risparmi economici e i miglioramenti nella salute e nella qualità della vita lo rendono una scelta saggia e sostenibile.

Per chi sta valutando l'acquisto di un depuratore, è importante riflettere sui benefici che l'acqua pulita può portare nel lungo periodo. La salute è il bene più prezioso che abbiamo, e investire in un sistema che garantisca acqua di alta qualità è un passo significativo verso la protezione di questo bene. Le testimonianze di famiglie che hanno adottato un depuratore evidenziano come questa scelta abbia migliorato la loro vita sotto molti aspetti.

Ad esempio, la famiglia Rossi, dopo aver installato un sistema di osmosi inversa, ha notato una drastica riduzione dei problemi di salute legati all'acqua, come infezioni intestinali e irritazioni cutanee. Inoltre, hanno risparmiato notevolmente sui costi delle visite mediche e dei farmaci, dimostrando che un piccolo investimento iniziale può portare a grandi benefici economici e di salute nel lungo termine.

Un'altra famiglia, i Bianchi, ha scelto di adottare un sistema di depurazione per migliorare la qualità dell'acqua di pozzo nella loro abitazione rurale. Dopo l'installazione del depuratore, hanno visto un miglioramento significativo nella salute dei loro bambini, che soffrivano frequentemente di disturbi gastrointestinali. Inoltre, hanno risparmiato sui costi dell'acqua imbottigliata, riducendo anche il loro impatto ambientale. I Bianchi hanno riportato che l'acqua depurata ha migliorato non solo la loro salute, ma anche il gusto dei cibi e delle bevande, rendendo l'intera esperienza culinaria più piacevole.

Questi esempi dimostrano come un depuratore possa trasformare la vita quotidiana, offrendo benefici tangibili e duraturi.

L'acqua pulita non è solo una questione di comfort, ma una necessità per il benessere fisico e mentale. Investire in un sistema di depurazione domestica significa prendersi cura della propria salute e di quella dei propri cari, assicurando che ogni goccia d'acqua consumata sia sicura e benefica.

In conclusione, l'adozione di un sistema di depurazione domestica rappresenta un investimento intelligente che offre numerosi benefici. Dal risparmio economico diretto alla riduzione dei costi medici, passando per il miglioramento della qualità del cibo e delle bevande, fino alla protezione dell'ambiente, i vantaggi sono chiari e convincenti.

La consapevolezza dei benefici a lungo termine e l'impegno nella manutenzione del sistema scelto sono passi essenziali verso un futuro più sano e sostenibile.

Investire in un sistema di depurazione domestica è una scelta intelligente e sostenibile che può fare una grande differenza per il benessere della nostra famiglia e per l'ambiente.

Capitolo conclusivo

Cari Lettori,

L'acqua è il fondamento della vita. Ogni goccia che beviamo nutre il nostro corpo, sostiene le nostre funzioni vitali e ci mantiene sani. Ma quante volte ci fermiamo a riflettere sulla qualità dell'acqua che consumiamo ogni giorno? Eppure, questa semplice sostanza, così essenziale, può fare una differenza enorme nella nostra salute e nel nostro benessere.

Nel corso di questo libro, abbiamo intrapreso insieme un viaggio per comprendere l'importanza di bere acqua pulita e sicura. Abbiamo scoperto i pericoli nascosti dell'acqua imbottigliata, il cloro e altri additivi chimici presenti nell'acqua del rubinetto e l'impatto devastante della plastica sull'ambiente.

Giovanni Labia - Il Potere dell'Acqua Pura: Salute, Risparmio e Benessere per Tutta la Famiglia

Ma abbiamo anche esplorato le soluzioni: sistemi di depurazione che possono trasformare l'acqua di casa nostra in una fonte pura e benefica.

Immaginate per un momento di poter bere un'acqua che non solo disseta, ma che anche protegge il vostro corpo, migliora la vostra digestione, supporta il sistema immunitario e dona alla vostra pelle e ai vostri capelli una nuova luminosità. Un'acqua che esalta il sapore dei cibi, rendendo ogni pasto un'esperienza più piacevole. Questo è ciò che può fare l'acqua depurata.

Considerate anche il risparmio economico. Sì, l'installazione di un sistema di depurazione ha un costo iniziale, ma pensate ai benefici a lungo termine: meno spese mediche, meno riparazioni degli elettrodomestici, e un notevole risparmio sull'acquisto di acqua imbottigliata.

Giovanni Labia - Il Potere dell'Acqua Pura: Salute, Risparmio e Benessere per Tutta la Famiglia

In pochi anni, l'investimento si ripaga da solo, portando a un risparmio significativo e continuo.

E poi c'è il nostro pianeta. Ogni bottiglia di plastica in meno significa meno inquinamento, meno rifiuti nelle discariche e negli oceani. Significa fare una scelta consapevole e responsabile per un futuro più sostenibile. Ridurre l'uso di plastica è un atto d'amore verso la Terra e verso le generazioni future.

Ma oltre ai numeri e ai fatti, vorrei che rifletteste sul valore della salute e del benessere. L'acqua pulita è un diritto fondamentale, qualcosa che dovremmo poter garantire a noi stessi e ai nostri cari. Bere acqua depurata significa fare una scelta per la vita, per una vita migliore, più sana e più felice.

Giovanni Labia - Il Potere dell'Acqua Pura: Salute, Risparmio e Benessere per Tutta la Famiglia

Vorrei ringraziarvi per aver dedicato il vostro tempo a leggere questo libro. Spero che le informazioni e i consigli vi abbiano fornito una nuova prospettiva sull'importanza della qualità dell'acqua.

Se avete domande, se desiderate ulteriori informazioni o una consulenza personalizzata per scegliere il sistema di depurazione più adatto alle vostre esigenze, vi invito a contattarmi.

Sarò lieto di aiutarvi a fare la scelta migliore per la vostra salute e per il benessere della vostra famiglia.

Per contattarmi e ricevere ulteriori approfondimenti, potete visitare il mio sito web www.giovannilabia.net
o scrivermi direttamente all'indirizzo email Start.labiagiovanni@gmail.com

Sono a vostra disposizione per qualsiasi domanda o consulenza, e insieme possiamo trovare la soluzione ideale per garantire acqua pulita e sicura per la vostra casa.

Grazie ancora per aver intrapreso questo viaggio verso una vita più sana e sostenibile. L'acqua pulita è un diritto di tutti, e insieme possiamo fare la differenza.

Con gratitudine e speranza per un futuro più pulito e sano,
Dott. Giovanni Labia